AF339181

COMMENT SE GUÉRIR DE LA

NERVOSITÉ

SANS

DROGUES

COURS D'INSTRUCTIONS
CONCISÉS EN 8 LEÇONS

ÉDITIONS ROSSIGNOL
E. T. M. ROSSIGNOL, Editeur et Publiciste
5 — Rue Rouget-de-l'Isle — 5
NICE (A.-M.)

COMMENT SE GUÉRIR DE LA

NERVOSITÉ

SANS

DROGUES

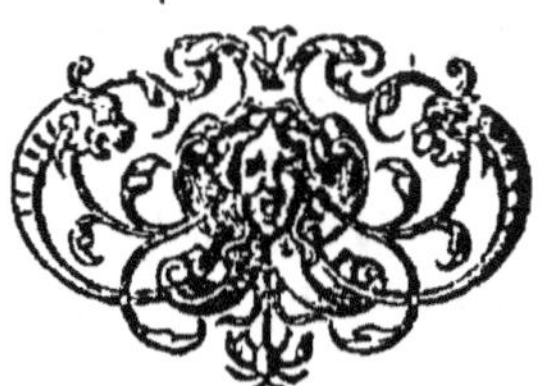

COURS D'INSTRUCTIONS
CONCISES EN 8 LEÇONS

Comment se guérir de la Nervosité

SANS DROGUES

PREMIÈRE LEÇON
QU'EST-CE QUE LA FORCE NERVEUSE ?

La force nerveuse est une énergie produite par le système nerveux. Ce qu'elle est exactement, nous ne le savons pas, de même que nous ne connaissons pas la nature de l'électricité, dont nous avons pourtant utilisé en mille applications la force prodigieuse. Tout ce que nous savons de la force nerveuse, c'est qu'elle est l'essence, pour ainsi dire, de notre vie. Elle constitue à proprement parler la Vie, et nous connaîtrions le secret de la vie si nous savions exactement ce qu'est la Force nerveuse. Notre cerveau, tous nos organes, tous nos muscles, tous nos tissùs, toutes les cellules de notre corps sont gouvernés par les nerfs et reçoivent pas eux l'énergie qui les anime. La Force nerveuse est la base de toute action — qu'elle soit mentale, organique ou musculaire.

De votre force nerveuse dépend votre succès

Tout individu, qui réussit dans la vie, qu'il soit commerçant, écrivain, juriste, homme d'Etat, doit son succès à ce merveilleux pouvoir, qu'il détient naturellement ou par culture rationnelle, en grande quantité. Le monde est plein d'hommes qui possèdent l'intelligence, l'habileté, le talent, le génie nécessaires pour faire de grandes choses mais n'arrivent à rien, parce que l'énergie, la force nerveuse leur fait défaut. Les femmes, également, doivent emmagasiner cette force subtile pour réussir, pour plaire, pour séduire. Votre force, votre vitalité, votre résistance à la fatigue, votre ambition, votre force de travail, sont proportionnelles à la vigueur de votre Système nerveux.

Le Système Nerveux

Il consiste en deux parties distinctes : Système nerveux Interne et Système nerveux Externe ; le cerveau est le centre de l'ensemble ; il est le Poste dont partent tous les ordres. Le Système nerveux Externe commande principalement la surface et les muscles de la peau, autrement dit, il dirige les mouvements des bras, des jambes, de la tête ; c'est lui qui rend notre peau sensible à la chaleur, au froid, aux coups, aux blessures. Le Système nerveux ainsi divisé en deux sections, dont le centre unique est le cerveau, on peut considérer trois formes de force nerveuse. La force nerveuse musculaire, la force nerveuse organique et la force nerveuse mentale. La première est utilisée dans les mouvements, elle est portée au plus haut point chez les athlètes, les gens qui accomplissent à l'aide de leurs muscles, de fortes besognes ; la seconde, bien développée, produit la santé des organes, leur bon fonctionnement, la vitalité de toute la machine, la possibilité de résister à la fatigue ; elle prolonge la durée de la vie. La troisième, si elle est portée à un degré de vigueur suffisante, donne une intelligence rapide, aiguisée, une bonne mémoire, et les plus hauts pouvoirs psychiques.

Il faut accumuler la force nerveuse

Notre capital de force nerveuse est représenté par la quantité d'énergie emmagasinée dans les réservoirs. Il doit y avoir une constante arrivée d'énergie dans ces réservoirs, provenant du sang, lequel, auparavant, s'est enrichi par la nourriture absorbée et l'oxygène qui s'est fixé dans ses globules. Donc il est nécessaire de bien digérer, d'absorber des aliments sains, d'autre part de respirer en abondance un air pur. Ajoutons que l'élimination des impuretés doit s'opérer parfaitement. Ces trois points seront examinés tour à tour au cours de cette étude.

Il faut retenir la force nerveuse

Notre capital, qu'il soit constitué par de l'argent ou de la Force nerveuse, est en grande mesure influencé par le montant de nos dépenses. Si nous dépensons plus d'énergie nerveuse que nos organes n'en fabriquent et n'en accumulent dans les réservoirs, un déficit nerveux s'ensuivra, d'où dépression, faiblesse, fatigue, neurasthénie. Au contraire une personne relativement faible de constitution peut, par des soins continuels et une manière de vivre convenable, conserver le peu d'énergie nerveuse qu'elle possède et remplir peu à peu les réservoirs ; c'est ce qui se produit, quand un « nerveux » prend un long repos, mental et physique. Il accumule et évite toute dépense d'énergie. Nous vous montrerons comment, après avoir accumulé la force nerveuse, vous devez la retenir.

DEUXIÈME LEÇON

EXERCICES PHYSIQUES POUR LES NERVEUX

Vous devez faire chaque jour un peu d'exercice : car sans cela vous ne pouvez suffisamment éliminer les poisons qui, comme les cendres et résidus d'un poële, s'accumulent dans les tissus peu à peu. Parmi ces exercices, le meilleur est sans contredit la suspension. Cette pratique doit être mise tout à fait à part, ne faisant travailler aucun muscle, à l'encontre de ceux que je vous indiquerai par la suite. En effet, il n'a pour but que de décongestionner la colonne vertébrale et de décomprimer les nerfs qui passent entre les vertèbres. Celles-ci, chez l'individu sédentaire, ont une tendance à s'affaisser l'une sur l'autre et arrivent presque à se souder, au grand préjudice du système nerveux.

Cette suspension s'opère de la manière la plus simple du monde. Bien entendu, vous pouvez pour la pratiquer utiliser une barre fixe, un jeu d'anneaux, un trapèze comme on en trouve dans tous les gymnases ou simplement à tous les portiques de jardins. Mais combien sont rares les personnes ayant à leur disposition de tels appareils. Aussi je recommande chaudement un procédé que j'ai employé et emploie encore aujourd'hui en voyage. Vous ouvrez tout simplement une porte de votre appartement ; puis, à l'aide d'un tabouret, vous vous suspendez en tournant le dos à la porte. Comme les arêtes risqueraient de vous meurtrir les doigts, ce qui pourrait vous décourager (et ce serait désastreux, tant vous pourrez retirer de précieux avantages de cette pratique si simple), prenez la précaution de placer sur la porte, à l'endroit où porteront vos mains, un linge roulé en plusieurs épaisseurs, une serviette de toilette par exemple. Vous pouvez également pratiquer la suspension en faisant face à la porte, et cela vous sera probablement plus facile. En tous cas, si au début vous ne pouviez vous maintenir que quelques secondes, ne vous découragez pas ; vos muscles se fortifieront rapidement, et vous serez tout étonné, après un entraînement de quelques jours seulement, de pouvoir rester trois, quatre, et cinq minutes dans cette position qui vous semblait au début si inconfortable. Et quelles merveilles cela n'aura-t-il pas accompli sur votre santé générale ! Je connais un sexagénaire qui, en pratiquant ce petit exercice quelques minutes, matin et soir, s'est transformé ; il a rajeuni de quinze ans en quelques semaines.

Plusieurs exercices très recommandés encore

Placez-vous devant une glace, de préférence ; vous suivrez mieux chacun de vos mouvements et pourrez les perfectionner sans cesse. Commencez par pencher la tête à droite, de façon à presque coller votre oreille à l'épaule, puis penchez de même à gauche. Puis recommencez plusieurs fois. Votre corps doit rester immobile. Au début cet exercice et les suivants doivent être faits avec modération. Comme vos muscles ne sont pas au début suffisamment exercés, en exagérant vous risqueriez la courbature et cela pourrait affaiblir vos résolutions, vos excellentes résolutions du début. C'est pourquoi vous devez les premiers jours vous contenter de laisser tomber la tête de son propre poids. Vous pourrez ensuite forcer un peu.

Un autre mouvement : laissez tomber la tête en avant, le menton touchant la poitrine, puis bien arrière, et ainsi de suite.

Encore un autre mouvement excellent : sans bouger la poitrine, les épaules, ni les jambes, tâchez, en tournant la tête à votre droite, de voir ce qui se trouve juste derrière vous, puis faites la même chose à gauche. Répétez plusieurs fois. Pour être plus sûr que votre corps ne bouge pas, mettez les mains aux hanches en faisant ce mouvement.

Ces différents exercices doivent être faits très lentement. Ils rendent plus rapide la circulation du sang qui alimente le cerveau. Celui-ci est mieux alimenté et ne se congestionne plus.

Voici un exercice qui développera la flexibilité de votre colonne vertébrale, qui facilitera le jeu des vertèbres et préviendra toute tendance à l'adhésion et au durcissement des coussinets cartilagineux. Réunissez fortement vos mains derrière le dos. Vos pieds étant écartés de 50 centimètres environ, pivotez sur le pied gauche (qui doit rester cloué au sol), en tournant le plus possible le haut du corps vers la gauche, en même temps que vous raidissez les bras et les éloignez le plus possible en arrière de vous. Pivotez ensuite vers la droite en tournant sur le pied droit. Les pointes des pieds ne doivent pas quitter le sol ; quand vous tournez à gauche, simplement levez le talon droit ; quand vous tournez à droite, levez le talon gauche.

Un autre exercice, dont les nerveux peuvent retirer le plus grand bien, est le suivant. C'est un mouvement de la colonne vertébrale, mais qui agit, aussi, puissamment sur la moelle épinière et tout le système nerveux. Les mains élevées le plus haut possible, loin de la tête, et réunies paume contre paume, penchez le haut du corps en arrière, le plus loin que vous pourrez. Pour mieux vous soutenir, à l'arrivée de vos mains en arrière, mettez-vous dos à un mur, et augmentez de plus en plus la distance, au fur et à mesure de vos progrès. Après vous être penché en arrière, penchez-vous en avant, et tâchez d'atteindre la pointe de vos pieds avec le bout de vos doigts — sans laisser les genoux plier si peu que ce soit. Vous y arriverez vite avec un peu d'entraînement.

Encore un mouvement très utile au but que vous poursuivez : il est excellent pour la partie inférieure de la colonne et les nombreux nerfs qui la traversent dans cette région. Après avoir placé vos mains bien à plat sur le derrière des cuisses, les bras bien allongés, vous devez vous pencher en arrière, et faire glisser les mains le plus bas que vous le pourrez derrière les jambes. Après plusieurs répétitions, variez légèrement en vous inclinant plus fortement d'un côté quand vous penchez en arrière. Après le côté droit, le côté gauche.

Enfin, un mouvement combinant la cambrure et la rotation de la colonne vertébrale : vous partez de la position suivante : station debout, les bras en croix. Penchez-vous le plus que vous pourrez en avant, puis élevant un bras le plus haut possible ; tâchez d'atteindre presque le sol avec l'autre main. Il suffit que le bout de vos doigts arrive à cinq centimètres environ du sol. Redressez-vous ensuite et touchez de même le sol, avec l'autre main cette fois.

Pour les grands nerveux

Quand la nervosité est due à l'irritation des nerfs à leur sortie de la colonne vertébrale, par suite du déplacement d'une ou plusieurs vertèbres comme dans certaines déviations, ou par contraction des muscles, ou congestion locale, un linge mouillé d'eau chaude appliqué le long de l'épine dorsale produira un merveilleux effet calmant. Vous devez plonger une serviette pliée en plusieurs épaisseurs dans de l'eau bouillante, puis vous la faire appliquer rapidement tout le long de la colonne vertébrale. On maintiendra en plaçant au-dessus une autre serviette, sèche. Dès que la serviette mouillée est refroidie, la remplacer par une autre. Les linges doivent être le plus chauds possibles, dans la mesure naturellement où vous pourrez les supporter. Cette pratique n'est utile que si l'eau est très, très chaude. Deux ou trois applications successives avant de se coucher, donneront souvent un sommeil très calme, même quand le sujet est souvent la proie d'insomnies rebelles.

TROISIÈME LEÇON

BAIN EXTERNE, HYDROTHÉRAPIE

Souvenez-vous bien, que, pour calmer vos nerfs, vous devez avant tout éliminer le plus complètement possible les poisons qui encombrent vos tissus. Une très grosse quantité de ces déchets s'échappe sous la forme de sueur, par les pores de la peau. Vous devez donc transpirer assez souvent et surtout tenir votre épiderme dans un état de méticuleuse propreté, sans cela les pores se bouchent et c'est l'auto-intoxication, à un plus ou moins fort degré, qui commence.

Le bain chaud est excellent pour les nerveux, et vous devriez en prendre au moins deux ou trois par semaine. D'abord le bain chaud, seul ,débarrassera vos pores des impuretés qui menacent de les boucher ; de plus l'eau chaude calme, tandis que l'eau froide exite. Vous devriez donc vous abstenir totalement de bain complet froid.

Mais vous avez toutefois dans l'eau froide un remède merveilleux, si vous l'appliquez localement. Dans les matches de boxe, les « soigneurs » ont coutume d'utiliser les vertus de l'eau fraîche pour relever la vigueur des combattants, entre les assauts : une éponge d'eau glacée appliquée derrière les oreilles, sur les ailes du nez, sur la nuque, autour de la poitrine et en haut du dos fait plus pour raviver leur énergie que le meilleur des fortifiants. Si vos forces sont sapées par une nervosité excessive, ce traitement fera merveille. Appliquez l'eau froide sur les parties indiquées, en vous servant simplement du bout des doigts.

Faites également ruisseler de l'eau fraîche, souvent, sur la face interne de vos poignets. Par ces applications, vous stimulerez merveilleusement le cerveau et la moelle épinière, augmenterez votre circulation, améliorerez votre respiration.

Bains de soleil, héliothérapie

A noter, en passant, que vous retirerez des avantages immenses des bains de soleil : vous pouvez exposer votre corps entier à ses rayons, en agissant avec prudence, progressivement, d'abord quelques minutes, et jamais plus d'une heure. Une pratique excellente pour calmer les nerfs, consiste à exposer surtout les paumes des mains ainsi que les poignets. Essayez, vous serez étonné du résultat.

Bain interne

Si une bonne partie des poisons, résidus de la digestion, sont éliminés par les pores de la peau sous forme de sueur, ce travail n'est rien à côté de celui que font les intestins pour nous débarrasser des portions non assimilées de la nourriture que nous avons ingérée. En conséquence, si nous lavons notre corps extérieurement, nous devons aussi, logiquement, le laver intérieurement. Nous devons laver notre intestin, et nous devons laver notre estomac.

Voyons d'abord l'intestin. A notre époque, l'individu dont le côlon ou extrémité inférieure de l'intestin se trouve parfaitement sain, est un sujet extrêmement rare. Pour enlever les matières empoisonnées qui s'y trouvent souvent incrustées depuis des années, il faut utiliser la douche interne classique, que l'on peut trouver partout. Voici comment procéder : prenez la canule, faite généralement d'os, et laissez-la baigner quelques instants dans l'eau chaude. Séchez-la et enduisez l'extrémité de vaseline pour faciliter l'introduction. Maintenant versez dans le récipient environ un litre d'eau, le plus chaude que vous pourrez la supporter. Faites couler un peu et introduisez la canule de trois ou quatre centimètres. Vous pouvez aussi employer une poire à injection ou « énéma », au lieu de la douche classique. Prenez bien garde de remplir complètement d'eau, de façon à n'injecter aucune bulle d'air dans le corps. Courbez-vous en avant pour introduire la canule de votre énéma, puis pressez doucement et à fond de façon à introduire le plus posible d'eau. Bien entendu il est nécessaire d'utiliser le litre entier, mais il est très probable que vous ne pourrez suporter tout de suite un tel volume ; ou bien vous sentirez le liquide forcer l'anus et chercher à s'échapper au dehors. Gardez-vous bien de vous en tenir là. Essayez plusieurs fois, pour tâcher d'introduire et de garder à chaque reprise un peu plus d'eau. C'est essentiel, car vous ne pouvez nettoyer complètement le côlon sans injecter la quantité entière. Si vous pouvez être aidé, il est préférable de vous étendre sur le côté, le droit par exemple, le bras ramené en arrière, les genoux rapprochés du menton, ou bien encore couché sur le dos, les jambes bien pliées. L'eau sera, dans ces deux dernières positions retenue plus aisément. Une bonne position, encore, consiste à vous agenouiller, votre poitrine reposant sur le sol. Quand vous sentez que le liquide a une tendance à s'échapper, résistez de toutes vos forces, la sensation disparaîtra en une ou deux minutes. Continuez alors l'injection. Si, néanmoins, vous sentiez presque irrésistible le désir d'évacuer, laissez s'échapper la portion injectée et les matières entraînées. Après quelques instants de repos, recommencez. Pendant que vous gardez l'eau, lorsque vous aurez acquis une certaine habitude, vous pourrez, avec beaucoup d'avantages, masser et pétrir votre ventre, de vos mains. Cela aidera énormément à compléter le nettoyage. Souvenez-vous bien que, tant que l'eau évacuée sera malpropre, vos intestins ne sont pas encore dans l'état parfait de propreté où ils devraient être.

Le lavage intestinal est une pratique trop peu suivie. Elle est excellente pour conserver la santé, on évite par elle beaucoup d'épidémies. On a dit que 90 % des maladies ne peuvent se développer quand l'intestin est tenu dans un état parfait. Certaines personnalités médicales recommandent ces sortes de lavage, une fois par jour, dans les cas de maladies, quelles qu'elles soient ; si vous êtes d'une santé à peu près normale, contentez-vous d'un seul par semaine ; mais n'y manquez jamais.

Le lavage complet de l'estomac n'est à pratiquer que dans certains cas indiqués par le médecin. Mais vous devez prendre l'habitude, pour opérer un certain nettoyage, de ce côté-là encore, de boire plus d'eau que ne le font la majorité des gens. Si vous le pouvez (et vous le pouvez avec un peu de volonté), ne buvez que très peu aux repas, vous ne vous en porterez que mieux. Mais alors vous devez entre le déjeuner et le dîner boire quatre ou cinq verres d'eau, tiède de préférence. Ne buvez jamais dans les deux heures qui suivent l'absorption d'une nourriture quelconque ; arrêtez-vous au moins une demi-heure avant le dîner. Vous devez encore boire un verre d'eau avant de vous endormir le soir, et le matin en vous réveillant, et encore un autre une demi-heure au moins avant votre déjeuner ou repas de midi. Ne buvez jamais un verre d'un seul trait ; vous en retirerez bien plus d'avantages si vous buvez très lentement, et en promenant l'eau dans votre bouche quelques instants, avant de l'avaler. Cette eau que vous aurez absorbée avant les repas, augmentera la secrétion de la salive et autres sucs, comme les sucs gastriques et intestinaux. Or, vous le savez, ces derniers créent votre appétit et opèrent la digestion des aliments ingérés. Essayez seulement et vous verrez combien vous aurez plus de goût à vous mettre à table. A ce propos, le repas venu, laissez-moi vous donner des indications sur la manière de manger.

Une mastication parfaite est indispensable

Vous devez manger très lentement et réduire vos aliments en une bouillie semi-liquide. Pour cela. mâchez au moins quarante fois chaque bouchée avant de l'absorber. Si vous ne pouvez vous souvenir de cette vérité, suffisamment, ne craignez pas d'inscrire en grosses lettres sur un carton placé devant vous, debout, les mots suivants ou d'autres semblables : « Mâcher lentement, c'est ajouter vingt ans à sa vie ». Gladstone disait devoir à cette habitude toujours fermement maintenue, sa santé étonnante à un âge très avancé. Un autre avantage très appréciable, c'est que par la mastication systématique de vos aliments, vous aprécierez d'une façon extraordinaire la saveur de la nourriture. Prenez un morceau de pain, mastiquez-le parfaitement en l'impreignant bien de salive, vous serez étonné de lui trouver une saveur plus agréable qu'à l'ordinaire. Il en est de même de tous les autres aliments. Je termine sur ce point en vous prévenant que vous mangerez beaucoup moins, si vous mâchez lentement, et vous ne vous en porterez que mieux, car nous mangeons presque toujours beaucoup trop.

QUATRIÈME LEÇON

APPRENEZ A VOUS REPOSER, A VOUS DÉTENDRE

Vous fortifierez vos nerfs énormément si vous consacrez chaque jour quelques minutes au repos systématique. D'abord, quand vous êtes assis, soyez assis vraiment, je veux dire par là que vous devez laisser votre corps peser de tout son poids sur le siège, enfoncez-vous bien, appuyez-vous sans aucune retenue sur le dossier. Détendez tous vos muscles. Sans cela, la position assise sera presque aussi fatigante pour vous que la station debout. Quand vous êtes étendu le soir dans votre lit, attendant le sommeil, veillez également à bien vous détendre. C'est affaire de volonté et d'entraînement. Imaginez-vous que votre corps est lourd comme du plomb, que vous pesez fortement sur le lit où vous reposez. Pensez constamment à cela, le sommeil ne tardera pas à venir, et bien des insomnies très pénibles ne pourront résister à cette petite pratique.

Maintenant, il vous faut pratiquer tous les jours les exercices suivants :

Etendez-vous de tout votre long sur un tapis, sur le dos. Pour cela débarrassez-vous bien de tous les vêtements qui pourraient vous gêner. Etendez les bras en croix, les mains ouvertes, paumes en l'air. Tâchez de ne presque pas penser, soyez le plus « passif » que vous pourrez. Maintenant commencez à faire des inspirations lentes et très profondes, mais sans vous forcer. — En une minute, vous ne devez pas inspirer et renvoyer l'air plus de six fois. Ouvrez portes et fenêtres ; si c'était possible, faites cet exercice dehors, au grand air. Respirez ainsi, toujours très lentement et très profondément pendant environ cinq minutes. Maintenant concentrez votre attention sur votre jambe droite, du pied à la ceinture et rendez-la instantanément rigide en tendant les nerfs, en même temps que vous inspirez le plus d'air possible. Quand vous renvoyez l'air (par le nez, jamais par la bouche, — de même pour l'inspiration), relâchez bien tout le membre. Reposez-vous en respirant régulièrement pendant une minute environ, puis reprenez la tension, cette fois avec la jambe gauche. Passez tour à tour, au bras droit, au bras gauche, puis au tronc. Vous sentirez bientôt votre circulation très améliorée, et votre esprit sera comme baigné de calme. C'est là le repos absolu, obtenu scientifiquement. Recommencez à chaque séance, l'exercice entier plusieurs fois. Pratiquez tous les matins ; voilà pour le repos physique.

Maintenant apprenez à bien reposer votre cerveau, votre pensée. Le repos physique s'ensuivra nécessairement, mais surtout en raison de l'influence considérable du moral sur le physique. Retirez-vous dans une pièce, obscure autant que possible, en tout cas où vous serez sûr de n'être point dérangé. Enfoncez-vous dans un bon fauteuil, ou, ce qui est encore beaucoup mieux, étendez-vous sur un lit ou une chaise-longue. Fermez les yeux naturellement, sans aucun effort, les paupières tombant d'elles-mêmes sur les globes oculaires. Les poings mi-fermés, la bouche fermée légèrement, presque entr'ouverte. Dans cet état, cherchez à vous détendre complètement. Quand le calme sera venu, tâchez de supprimer presque toute pensée ou plutôt, comme cela est impossible, essayez de vous imaginer que vous êtes plongé dans une nuit noire, sans rien autour de vous, qu'un mur tout noir, absolument noir. C'est assez difficile au début, aussi, les premières fois, vous pouvez vous imaginer que vous êtes au milieu d'un très long tunnel. Au loin, l'entrée, un petit point blanc. Dès que vous sentez une pensée, une image quelconque se glisser dans votre esprit, chassez-la, et replongez-vous dans le noir en imagination. Respiration maintenue toujours bien lente et régulière.

Quand, les premières difficultés surmontées, vous serez arrivé à cet état de calme, de repos cérébral parfait ou presque parfait, accompagné de détente musculaire totale, vous constaterez que dix minutes de cet exercice vous auront aussi bien reposé que plusieurs heures de sommeil profond. J'ajoute que vous développerez là une excellente habitude qui vous assurera des nuits absolument calmes.

Il est excellent de pratiquer le repos mental comme je viens de l'exposer, surtout avant les repas, quand vous revenez de votre travail ou de vos affaires. Vous êtes fatigué, vos nerfs sont éprouvés. Si vous vous mettez à table dans cet état, vous n'aurez probablement pas grand appétit ; si même vous mangez d'assez bon cœur, votre digestion laissera à désirer, car vos nerfs doivent être calmés pour que l'estomac accomplisse sa tâche correctement. Vous obtiendrez ce résultat en consacrant, à votre arrivée chez vous, une dizaine de minutes en repos systématique.

Cette pratique est excellente encore parce qu'elle permet d'abandonner pour un temps vos soucis du bureau ou de l'atelier, qui sans cela et peut-être sans que vous vous en rendiez compte, continueraient de s'agiter dans votre subconscient, ne laissant ainsi au cerveau la trève dont il aurait tant besoin.

CINQUIÈME LEÇON
RESPIRATIONS PROFONDES

L'air est un aliment véritable par l'oxygène qu'il contient. Absorbez, je pourrais dire « mangez » beaucoup d'air, toujours plus d'air. Le matin, au saut du lit, le soir, avant de vous coucher, faites une douzaine de respirations profondes, dehors sur votre balcon, ou devant votre fenêtre ouverte. Vous devez accompagner ces respirations de mouvements très simples, par exemple :

1) Debout, inspirer lentement et profondément en écartant les bras du corps, latéralement jusqu'à ce qu'ils soient collés aux oreilles, les paumes des mains se touchant au-dessus de la tête. Attention ! vos mains doivent se rejoindre au moment même où vos poumons sont pleins d'air frais, et où votre inspiration est complètement terminée. De même, exhalez complètement en ramenant les mains aux côtés par les mêmes chemins. Assurez-vous, après avoir exhalé, qu'il ne reste pas la plus petite quantité d'air dans vos poumons ; au besoin, forcez légèrement une ou deux fois. Cela est essentiel ; par la respiration ordinaire, il est des alvéoles dans certains coins qui ne se replient jamais complètement : il reste donc quelque air vicié qui ne se renouvelle que très difficilement. C'est pourquoi renvoyez bien tout l'air que vous pourrez, pour mieux préparer votre prochaine inspiration — qui agira ainsi plus parfaitement.

2) Debout toujours et dans la même position de départ, élevez les bras devant vous à hauteur de la poitrine, puis commencez l'inspiration lentement en même temps que vous écartez les bras le plus posible, jusqu'à ce qu'ils for-

ment une croix avec la ligne de votre corps. Exhalez en ramenant lentement les mains aux côtés. Mêmes recommandations que plus haut.

Pour tous les exercices de gymnastique suédoise indiqués dans ce cours d'instructions, vous devez inspirer profondément pendant la première partie du mouvement, exhalez complètement en revenant à la position primitive.

Je vous ai dit que l'air nourrit véritablement nos tissus par l'oxygène qu'il contient et qui, par la respiration, se fixe dans notre sang. Vous devez donc rechercher le voisinage des arbres, car dans leur proximité l'oxygène est beaucoup plus abondant. Recherchez dans les villes, les squares, les jardins publics. Promenez-vous dans la campagne le plus souvent possible en faisant de profondes inspirations.

Quand vous marchez, je vous recommande de pratiquer ainsi la respiration profonde : faites six pas pendant que vous inspirez, restez quatre pas sans permettre à l'air de s'échapper de vos poumons, comptez six autres pas pour exhaler, et restez encore sans inspirer pendant quatre pas. Au bout de cinq ou dix minutes, reposez-vous et respirez normalement.

Chaque fois que vous avez un sujet d'inquiétude ou de contrariété, faites une série de respirations profondes. Vous serez stupéfait de voir après quelques minutes, votre anxiété disparaître. Surtout si vous pratiquez ainsi : bouchez la narine droite de votre index, et inspirez, ce faisant, de la gauche. Bouchez maintenant la narine gauche et exhalez par la narine droite. Puis inspirez de la narine droite en maintenant la gauche bouchée, et ainsi de suite — vous devez opérer très lentement, et sans forcer l'air dans le nez. Le principe est que vous ne devez ne faire travailler qu'une narine à la fois.

===

SIXIÈME LEÇON
LE JEUNE SYSTÉMATIQUE

Je termine cette revue des meilleurs moyens de combattre la nervosité en nous expliquant ce qu'est le jeûne scientifique et comment vous devez le pratiquer. Chaque fois que vous serez dans un état de dépression nerveuse, ou aurez la moindre tendance à la mélancolie, à la tristesse, au découragement (dû, en grande partie toujours, à une question de santé), vous retirerez le plus grand bien d'un jeûne de trois ou quatre jours et plus même, en suivant les indications que voici :

Le jeûne — consistant à ne manger absolument rien, et à ne boire que de l'eau pure — prolongé pendant une durée suffisante, est probablement le moyen le plus actif que nous ayons de retenir et de rétablir notre santé. Il a été connu dès la plus haute antiquité. Il est excellent pour accélérer la circulation, augmenter la nutrition, faciliter l'évacuation des poisons, causes des maladies, pour récupérer nos forces vitales et restaurer la vigueur. Il est même — j'en parle par expérience — sans égal. Ce merveilleux organe, qu'est notre cerveau, a le pouvoir de se nourrir lui-même pendant des journées, des semaines, sans qu'aucun aliment soit absorbé. A la faveur de cette trève, les organes se reposent complètement et reprennent des forces. Des cellules neuves remplacent les cellules vieillies, surmenées. Les vieux tissus font place à des tissus jeunes et vigoureux, prêts à la tâche. Cela demande quelque temps, mais quand la faim naturelle revient (la vraie et point celle, très artificielle, que créent nos habitudes) la cure est terminée. Je le répète, pendant la période de jeûne, il ne faut absolument rien absorber — que de l'eau claire, chaude ou tiède, et seulement par petites gorgées et avec modération.

La durée nécessaire du jeûne dépend beaucoup de l'état et des habitudes du sujet. Le jeûne de trois ou quatre jours fait le plus grand bien, dans tous les cas, mais pour un état de maladie chronique assez avancé, il faut quelquefois des jeûnes de vingt, trente et même quarante jours. Essayez d'abord un jeûne de quelques jours, il vous fera tant de bien que vous voudrez certainement renouveler l'expérience.

En terminant le jeûne, pendant deux jours ne prenez que des fruits et en petite quantité. Puis vous devez avoir recours à l'aliment le plus parfait que la nature ait mis à notre disposition — le lait. Le premier jour de ce régime lacté, prenez un verre par heure. Le second jour, un verre tous les trois-quarts d'heure ; le troisième jour, un verre toutes les demi-heures. Vous pouvez continuer ainsi pendant une semaine, à raison d'un verre de lait toutes les demi-heures. Rien ne doit être pris d'autre pendant le régime, à l'exception de fruits frais — de préférence, citron et orange, recommandés surtout au cas ou le lait vous aurait constipé, ou vous déplairait au goût. Surtout prenez ce lait très lentement, gorgée par gorgée et en l'insalivant bien comme vous feriez d'un aliment solide (c'est une grosse erreur de ne considérer le lait que comme une boisson, c'est aussi et surtout un aliment). La semaine terminée, vous pouvez revenir aux aliments solides, en donnant pendant quelques semaines (toujours serait le mieux) une préférence aux fruits et légumes.

SEPTIÈME LEÇON

POUR ÉVITER LES PERTES DE FORCE NERVEUSE

Certaines personnes ne peuvent qu'être nerveuses, malgré la santé relative de leurs organes, pour cette raison qu'elles dilapident littéralement la précieuse « électricité » que produit le cerveau et qu'il envoie dans notre corps.

Evitez tous les mouvements inutiles : certaines gens ont des manies, par exemple de tapoter avec leurs doigts sur la table près de laquelle elles sont assises. Cela peut sembler peu de chose, mais la dépense d'énergie sans être considérable, se trouve additionnée des milliers de fois au bout de la journée, si l'on n'y prend garde. D'ailleurs pour avoir le contrôle de vos nerfs dans les grandes occasions, vous devez commencer par le faire dans les plus petits détails.

Donnez vos plus grands soins à supprimer tous les tics des yeux, de la tête, mouvements pour élever les épaules, et les autres, car ils sont innombrables. Si vous n'y prenez garde, cela vous mènerait vite à la danse de Saint-Guy. Evitez en lisant, si vous le pouvez, les mouvements des paupières ; en tout cas, et cela vous le pouvez, cherchez constamment à diminuer leur fréquence. Ne balancez pas votre jambe, quand vous êtes assis, les jambes croisées. Ne remuez pas les pieds rythmiquement, quand vous sentez venir l'impatience. Habituez-vous à ne pas sursauter au moindre bruit, celui d'une porte qu'on ferme brusquement, au grondement du tonnerre, aux coups du canon.

Vous devez avoir comme but de supprimer le plus possible tous les mouvements que vous n'avez pas voulu, éviter tous les gestes inutiles. Cela est plus ou moins difficile selon la gravité de votre état, mais tous ces détails sont faciles à dominer si vous le voulez bien. Pensez-y souvent, l'habitude disparaîtra si vous vous observez constamment. Etudiez vos points faibles et apprenez à les perfectionner ; cherchez à vous contrôler. Si vous ne le faites pas, vous fatiguez vos nerfs à un point que vous ne pouvez supposer. « Je ne puis pas, direz-vous. » C'est une erreur, vous le pouvez ; il est certain que des habitudes contractées il y a plusieurs années sont difficiles à arracher, à extirper. Les améliorations viendront peut-être très lentement, mais elles viendront. Essayez, essayez sans cesse, vous réussirez. Des milliers l'ont fait avant vous. L'auteur de ce livre était, il y a peu de temps encore, l'être le plus impressionnable que l'on pût trouver et c'est précisément en cherchant à se guérir qu'il a pu réunir les meilleurs moyens de remédier à la nervosité, moyens qu'il vous présente dans cet ouvrage. Aujourd'hui, c'est l'homme le plus calme, le plus maître de lui qui se puisse voir. Il a pris l'habitude de contrôler ses moindres mouvements et il lui est même possible de chasser instantanément de son cerveau les pensées qu'il trouve indésirables. Si l'inquiétude, la peur apparaissent à l'horizon, il sourit et les voit s'envoler comme par enchantement. A ce propos,

Riez, souriez, le plus possible

Il faut rire, dit-on communément, pour prendre du poids. Cela est vrai et ce n'est pas assez dire. Pour garder des nerfs solides, bons à la tâche, il faut sourire, sourire sans cesse. Le rire provoque un exercice, une vibration spéciale qui augmente fortement la circulation dans la région abdominale ; voilà l'effet immédiat. Un immense bénéfice est retiré d'un rire fréquent car il provoque un état joyeux de votre esprit, même quand vous avez des soucis en tête. Faites l'expérience suivante : au milieu d'une lecture, arrêtez-vous, souriez, vous sentirez aussitôt un contentement général vous envahir, sans aucune raison. Prenez maintenant une expression soucieuse, hargneuse, vous verrez accourir bien vite toutes les mauvaises pensées, les causes d'ennui, les soucis. Les marques physiques de la joie, du chagrin, du contentement, de la peur sont si intimement liées aux sentiments correspondants, qu'il suffit de produire les premières pour provoquer instantanément les secondes. Cela est tellement vrai qu'on peut aisément contrôler scientifiquement ce changement. Dans le dernier cas, par exemple, après avoir pris un air soucieux et chagrin, un sphygmographe fixé à votre poignet donnera un tracé qui montrera nettement une diminution des mouvements du cœur et des poussées du flot sanguin dans les artères. Donc souriez en lisant, souriez en marchant, souriez en vous endormant. Souriez surtout quand une cause d'ennui se présente, quand vous apprenez un événement fâcheux. Vous ne sauriez croire, d'ailleurs, comme votre visage s'en ressentira et comme le charme de votre expression s'en trouvera accru.

HUITIÈME LEÇON

ÉTUDIEZ VOTRE CARACTÈRE

Prenez connaissance de vos défauts; ; sachez exactement ce qui vous manque. Débarrassez-vous de tout ce qui peut troubler votre calme. Apprenez à être patient. Quand vous avez à attendre, faites-le avec philosophie, raisonnez-vous. Surtout soyez constant dans vos efforts ; ne vous surveillez pas pendant deux ou trois jours, pour abandonner le siège. Il vous faudra de la persévérance avant tout, si vous voulez obtenir un résultat durable.

Observez-vous quand vous parlez

La hauteur de la voix et la manière dont vous parlez ont une immense importance sur votre système nerveux. Voyez les gens qui n'ont pas le contrôle d'eux-mêmes : ils s'exaltent en parlant, ils élèvent la voix, parlent trop vite et en viennent à ne pas pouvoir prononcer correctement les mots qu'ils disent. Leurs gestes sont violents, et après quelques minutes de ce régime, ils sont fourbus. Un individu nerveux devrait former l'habitude de toujours parler lentement, calmement, de ne jamais hausser le ton de sa voix, exagérer plutôt la gravité du timbre. Rien n'est meilleur pour apprendre à contrôler vos nerfs.

Exercices pour le contrôle des nerfs

1) Assis confortablement dans un fauteuil, élevez à bout de bras un verre à moitié rempli d'eau et tenez-le à hauteur de vos yeux. Cherchez à garder la main suffisamment

immobile pour que la surface de l'eau ne bouge presque pas. Exercez-vous avec la main droite, puis avec la main gauche. Augmentez continuellement la durée de l'exercice.

2) Prenez une feuille de carton assez dur dont vous tiendrez un coin entre le pouce et l'index, placez dessus une graine de plomb, une bille ou toute autre boule en métal ou en matière lourde. Concentrez toute votre attention pour la maintenir au milieu de la feuille, sans trop d'écart. Les deux mains à tour de rôle.

3) Comptez très lentement de 1 à 100, puis de 100 à 1. Chaque jour vous devrez augmenter le nombre à atteindre, mais à condition d'avoir fait l'exercice sans erreur avec le nombre précédent.   Cet exercice paraît simple, mais demande une certaine concentration mentale, qui est excellente pour développer le calme et la maîtrise de soi.

4) Assis, les épaules bien effacées, étendez le bras latéralement, la paume des mains vers le sol. Maintenez le bras tendu, de plus en plus longtemps à chaque exercice en concentrant votre attention sur l'extrémité des doigts, et en cherchant à supprimer le moindre mouvement.

5) Faites un petit collier en enfilant des perles, sans les trop serrer : une centaine environ. En le tenant des deux mains, imposez-vous la tâche de compter perle par perle en ne pensant qu'à ce que vous faites. Augmentez chaque fois le nombre des perles comptées.

6) Croisez vos deux mains par les doigts, les pouces se touchant. Faites tourner ceux-ci, l'un autour de l'autre en vous efforçant d'éviter tout contact, ce faisant. Le mouvement devra être extrêmement lent et très régulier, pour être très profitable.

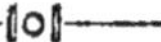

VIENT DE PARAITRE :

Le Secret de la Toute-Puissance. Cours d'instructions en
12 leçons. Franco .... 3 fr. 50

Le succès dans toutes les choses de la vie n'est que le résultat
de nos pensées. Voulez-vous plus d'argent ? Sachez les lois qui
l'attirent à vous, développez les pensées qui l'attirent irrésisti-
blement tôt ou tard, comme l'aimant attire le fer. Voulez-vous
acquérir et retenir la sympathie, l'amour, n'ayez que les pensées
qu'il faut pour cela, évitez toutes celles qui les repoussent. Voulez-
vous le bonheur, ne cultivez dans votre esprit que des idées
de bonheur. Ce pouvoir d'attirer toutes les bonnes choses de la
vie, vous l'avez. Il vous reste à le développer. Ce livre vous
apprendra comment.

Le Commerce Postal d'après les méthodes américaines.
1 cours .... 4 fr. 50

Voulez-vous, qui que vous soyez, créer av » » quelques dizaines
de francs une affaire prospère, facile à conduire à vos moments
perdus, sans fatigue, et vous réservant dès le début de beaux
bénéfices ? Jeune ou vieux, instruit ou non, homme ou femme,
malade ou bien portant, ce livre merveilleux vous l'apprendra.
C'est un ouvrage pratique, précis ; vous pourrez commencer
aussitôt que vous l'aurez eu. C'est la route la plus rapide vers
l'aisance, et l'indépendance financière.

Vingt-cinq méthodes pour gagner de l'argent chez soi.
1 cours .... 3 fr. 50

Chacune de ces méthodes a été expérimentée et mise en pratique avant d'être publiée. C'est une révélation pour tous ceux
qui veulent travailler pour eux-mêmes et non pour un patron.
C'est par l'une ou l'autre de ces méthodes que bien des fabri-
cants aujourd'hui richissimes ont commencé. Vous serez votre

maître ; vous travaillerez chez vous, votre tâche sera facile et passionnante en même temps. Vous commencerez avec très peu d'argent. Tous les détails vous sont donnés. Grâce à ce livre, vous éviterez tous les écueils. Ce livre et le précédant sont particulièrement utiles si pris ensemble.

Prix spécial des deux : 6 francs.

Comment grandir à tout âge de 5 à 8 centimètres.
1 cours .... 3 fr. 50

Pourquoi, si vous êtes de petite taille, vous adresser à des Instituts qui vous demanderont de 50 à 100 francs, ou acheter un appareil onéreux et fatiguant, puisqu'avec ce petit livre, vous prendrez connaissance de la meilleure méthode qui soit connue à l'heure actuelle, pour grandir de plusieurs centimètres en quelques semaines. Vous obtiendrez ce résultat, tout en améliorant votre santé extraordinairem nt, sans drogue, sans appareil d'aucune sorte, par la valeur presque magique de certains exercices spéciaux et de règles d'hygiène spécialemnt sélectionnés.

Le regard qui fascine. Comment l'acquérir.
1 cours.. 3 fr. 50

En mettant en pratique les principes énoncés dans ce livre, vous serez à même d'obtenir les phénomènes les plus stupéfiants de fascination. Les avantages que vous pourrez retirer de ces indications sont tout simplement formidables. Il sera bien difficile de vous résister quand vous aurez entraîné votre regard en suivant les instructions données. Ce sont de véritables secrets que vous trouverez dans ces pages, que tout homme ou femme devrait posséder.

Le véritable secret d'une superbe chevelure.
Cours d'instructions.. 3 fr. 50

Dans ce livre sont expliqués les moyens naturels d'arrêter la chute des cheveux et de les faire repousser dans leur nuance primitive, quelle que soit la gravité et l'ancienneté du mal, à condition toutefois que les racines n'en soient pas complètement mortes. Ce traitement ne coûte absolument rien, car il ne fait usage d'aucun élixir, ni lotion d'aucune sorte. Les résultats sont extraordinaires. Ne faites par la fortune des charlatans, qui savent très bien que leur produit est inefficace : suivez plutôt cette méthode rationnelle, dernier mot de la science.

OUVRAGES EN PREPARATION :

Les ouvrages dont les titres suivent sont sous presse ou en préparation. Ils seront tous en vente avant le 30 octobre prochain. Nous engageons nos clients qui désireraient un ou plusieurs de ces cours-brochures, de nous adresser leur commande dès maintenant. Ils bénéficieraient, ce faisant, d'une très forte réduction, chaque ouvrage, dont le prix normal est de 3 fr. 50, étant laissé pour ces commandes avant tirage, au prix réduit de 2 fr. 50. Ils auront cet autre avantage de recevoir à coup sûr et sans long retard, ces ouvrages précieux, dont le premier tirage sera très limité.

Comment obtenir sans fards ni produits quelconques un teint pur et délicat. Un cours d'instruction.......... 3 fr. 50

Comment engraisser et prendre du poids rapidement 1 cours .... 3 fr. 50

Comment acquérir une voix qui charme. 1 cours...... 3 fr. 50

Comment devenir magnétiseur en quelques jours. 1 cours .... 3 fr. 50

L'hypnotisme pratique. Pour hypnotiser en quelques jours. 1 cours................................... 3 fr. 50

Comment écrire des contes et nouvelles. 1 cours...... 3 fr. 50

Comment acquérir une mémoire extraordinaire. 1 cours 3 fr. 50

Comment développer une volonté toute puissante 1 cours.................................... 3 fr. 50

La maternité sans douleur : moyens pratiques et scientifiques. 1 cours... 3 fr. 50

Comment rester jeune très longtemps. 1 cours........ 3 fr. 50

La cure de la constipation, sans drogue. 1 cours...... 3 fr. 50

Comment acquérir et conserver Force, Beauté, Santé 1 cours.. 3 fr. 50

Guérissez votre estomac par les moyens naturels. 1 cours.. 3 fr. 50

Les prix sont indiqués, frais de port compris. Tous ces ouvrages sont vendus avec garantie formelle de remboursement immédiat en cas de non-convenance et de renvoi dans les 48 heures.

E. T. M. ROSSIGNOL, Editeur et Publiciste
5, rue Rouget de l'Isle
NICE (A.-M.)

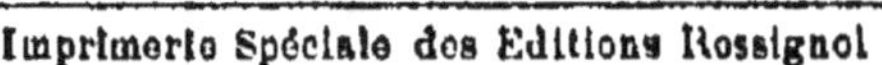

Imprimerie Spéciale des Editions Rossignol